BEI GRIN MACHT SICH IHR WISSEN BEZAHLT

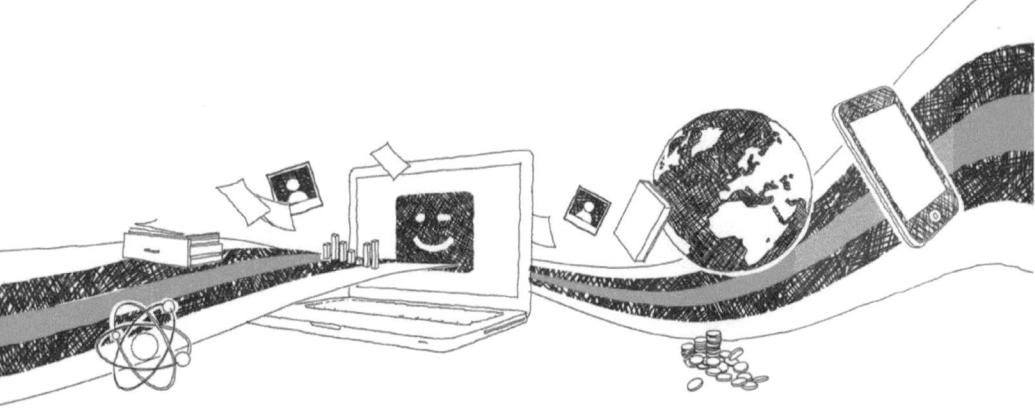

- Wir veröffentlichen Ihre Hausarbeit, Bachelor- und Masterarbeit

- Ihr eigenes eBook und Buch - weltweit in allen wichtigen Shops

- Verdienen Sie an jedem Verkauf

Jetzt bei www.GRIN.com hochladen und kostenlos publizieren

Bibliografische Information der Deutschen Nationalbibliothek:

Die Deutsche Bibliothek verzeichnet diese Publikation in der Deutschen Nationalbibliografie; detaillierte bibliografische Daten sind im Internet über http://dnb.d-nb.de/ abrufbar.

Dieses Werk sowie alle darin enthaltenen einzelnen Beiträge und Abbildungen sind urheberrechtlich geschützt. Jede Verwertung, die nicht ausdrücklich vom Urheberrechtsschutz zugelassen ist, bedarf der vorherigen Zustimmung des Verlages. Das gilt insbesondere für Vervielfältigungen, Bearbeitungen, Übersetzungen, Mikroverfilmungen, Auswertungen durch Datenbanken und für die Einspeicherung und Verarbeitung in elektronische Systeme. Alle Rechte, auch die des auszugsweisen Nachdrucks, der fotomechanischen Wiedergabe (einschließlich Mikrokopie) sowie der Auswertung durch Datenbanken oder ähnliche Einrichtungen, vorbehalten.

Impressum:

Copyright © 2018 GRIN Verlag
Druck und Bindung: Books on Demand GmbH, Norderstedt Germany
ISBN: 9783346181596

Dieses Buch bei GRIN:

https://www.grin.com/document/594400

Natalie Rybnikov

Der Expertenstandard "Dekubitusprophylaxe in der Pflege". Möglichkeiten zur Umsetzung im operativen Funktionsbereich

GRIN Verlag

GRIN - Your knowledge has value

Der GRIN Verlag publiziert seit 1998 wissenschaftliche Arbeiten von Studenten, Hochschullehrern und anderen Akademikern als eBook und gedrucktes Buch. Die Verlagswebsite www.grin.com ist die ideale Plattform zur Veröffentlichung von Hausarbeiten, Abschlussarbeiten, wissenschaftlichen Aufsätzen, Dissertationen und Fachbüchern.

Besuchen Sie uns im Internet:

http://www.grin.com/

http://www.facebook.com/grincom

http://www.twitter.com/grin_com

Fachhochschule Ludwigshafen am Rhein
Fachbereich Sozial– und Gesundheitswesen

H A U S A R B E I T

im Rahmen der Lehrveranstaltung

Entwicklung und Stand der Pflegewissenschaft

Der Expertenstandard „Dekubitusprophylaxe in der Pflege". Möglichkeiten zur Umsetzung im operativen Funktionsbereich

von

Natalie Rybnikov

Wintersemester 2018

Inhaltsverzeichnis

1. Einleitung 3
2. Qualitätsentwicklung in der Pflege 5
   2.1 DNQP - Stimme der professionellen Pflege 5
   2.2 Expertenstandards als Instrument der Qualitätsentwicklung 5
3. Dekubitus 6
   3.1 Definition 7
   3.2 Pathophysiologischer Hintergrund 7
4. Expertenstandard „Dekubitusprophylaxe in der Pflege" 9
   4.1 Entwicklung und Zielsetzung 9
   4.2 Aufbau des Standards und Ausführungen zu den Handlungsebenen 9
5. Die Dekubitusprophylaxe im Funktionsbereich OP 11
   5.1 Grundsätzliche Aspekte für Dekubitusgefährdung im Operations-bereich 12
   5.2 Operationslagerung: Begriffsbestimmung und Verantwortlichkeit 13
   5.3 Begriffsbestimmung Lagerungsbedingte Schäden 13
   5.4 Spezifische therapiebedingte Risikofaktoren für die Entstehung eines Dekubitus im operativen Funktionsbereich 14
      5.4.1 Zeitfaktor bei Druckbelastung 14
      5.4.2 Reibungs – und Scherkräfte 15
      5.4.3 Feuchtigkeit 16
      5.4.4 Hypothermie 17
6. Fazit 18

Literaturverzeichnis 19

Anhang 22

1. Einleitung

Die Gesundheitsversorgung dient dem Patientenwohl. Aus dieser unbestrittenen Zielsetzung folgt, dass die sichere und qualitätvolle Behandlung von Patientinnen und Patienten höchsten Stellenwert verdient und unser aller Augenmerk verlangt. (vgl. Aktionsbündnis Patientensicherheit 2018: XVII). In der Pflege wird die Entstehung von Dekubitalgeschwüren als Indikator für Ergebnisqualität angesehen. Somit wird das Nichtvorhandensein eines Dekubitus in der Pflege als Qualitätsmerkmal empfunden (vgl. Elsbernd 2017: 206). Dekubitus ist ein Gesundheitsproblem, welchem die Fachöffentlichkeit eine erhöhte Priorität einräumt, was sich in den intensiven und kontinuierlichen Aktivitäten internationaler und nationaler wissenschaftlich unabhängiger Fachgesellschaften zeigt, etwa das European Pressure Ulcer Advisory Panel (abgekürzt: EPUAP) und das National Pressure Ulcer Advisory Panel (abgekürzt: NPUAP) sowie des Deutschen Netzwerks für Qualitätsentwicklung in der Pflege (DNQP). Das DNQP hat es sich zur Aufgabe gemacht, Instrumente zur Verbesserung der Pflegequalität zu entwickeln, die sogenannten Expertenstandards. Der Expertenstandard Dekubitusprophylaxe war der erste Expertenstandard, den das DNQP veröffentlichte. Inzwischen wurde der Expertenstandard „Dekubitusprophylaxe in der Pflege" zum zweiten Mal an den aktuellen Stand der Wissenschaft angepasst. Im Jahr 2017 erschien die 2. aktualisierte Auflage.

Von Dekubitus betroffen sind insbesondere immobile, kranke zumeist ältere Menschen. Demzufolge trifft es zumeist Bewohner von Pflegeheimen und Patient_innen in Krankenhäusern sowie Pflegebedürftige im häuslichen Bereich. Grundsätzlich liegt das Risiko der Dekubitusentstehung vor, sobald der Betroffene in seiner Mobilität eingeschränkt ist. Dies kann auch im Rahmen der Narkose bei längeren Operationen der Fall sein. Dem Patienten_innen in Narkose fehlen auf Grund der Muskelrelaxation Schutzreflexe und Muskeltonus. Dadurch besteht die erhöhte Gefahr für Verletzungen, insbesondere für Gelenkluxationen[1], Nervenverletzungen, aber auch für Druckgeschwüre (vgl. Bund et al. 2005: 331).

Die Expertenstandards intendieren, für alle Aufgabenfelder der professionellen Pflege richtungweisend zu sein (vgl. DNQP 2015: 3). Dennoch bedürfen sie einer Bestätigung ihrer Praktikabilität in den unterschiedlichen Praxisbereichen. Im Mittelpunkt dieser Arbeit steht also die Frage: Im welchem Umfang berücksichtigt der Expertenstandard „Dekubitusprophylaxe in der Pflege" die Besonderheiten des zeitlichen Umfelds eines

---

[1] Verrenkung eines Gelenks (vgl. Pschyrembel 2017: 1085)

chirurgischen Eingriffs und kann der Expertenstandard als Basis für evidenzbasierte Pflege im operativen Funktionsbereich dienen?

Diese Arbeit basiert auf einer Literaturrecherche. Im Internet fand eine orientierende Recherche statt. Des Weiteren wurde der Buchbestand der Badischen Landesbibliothek Karlsruhe und der Akademie für Gesundheitsberufe in Karlsruhe einbezogen. Weitere Quellen fanden sich in den Literaturhinweisen der entsprechenden Fachbücher. Die Literatur wurde dahingehend bewertet, ob sie einen Gesamtbeitrag zur Fragestellung und dem Themenkomplex leisten und ergänzend erläutern kann. Dies ist der handlungsleitende Rahmen.

Im ersten Kapitel der vorliegenden Arbeit wird das übergeordnete Ziel der Arbeit des DNQP, sowie Begriffsbestimmung und Funktion des Expertenstandards geklärt. Zur Einführung in das Krankheitsbild Dekubitus wird anschließend ein Überblick über den pathophysiologischen Hintergrund dargestellt. Darauf aufbauend setzt sich das nachfolgende Kapitel mit den Inhalten des Expertenstandards „Dekubitusprophylaxe in der Pflege" auseinander. Das darauffolgende Kapitel skizziert die speziellen Gegebenheiten des operativen Funktionsbereichs um die für diesen Versorgungsbereich charakteristischen Risiken für die Entstehung eines Dekubitus erkennbar zu machen. Unterdessen versucht die Arbeit zu klären, in welchem Ausmaß sich die Erkenntnisse des Expertenstandards in den Berufsalltag der OP-Pflege integrieren lassen. Auf konkrete Maßnahmen der Dekubitusprophylaxe im OP wird im Folgenden nicht eingegangen, denn eine umfassende Behandlung dieses Themas würde über den Rahmen dieser Arbeit hinausgehen. Um Zielgruppen in unterschiedlichen Settings anzusprechen wird in dem Expertenstandard das Begriffspaar „Patient/Bewohner" genutzt. In diesem Kapitel wird jedoch ausschließlich der Begriff „Patient_in" verwendet da der Begriff „Bewohner_in" unpassend für den akutmedizinischen OP-Bereich erscheint. Die Arbeit schließt mit einer Zusammenfassung der gesammelten Erkenntnisse ab.

2. Qualitätsentwicklung in der Pflege

Der Stellenwert von Versorgungsqualität hat im deutschen System der Gesundheits- und Pflegeversorgung in den letzten Jahren erheblich an Bedeutung gewonnen. In der Grundhaltung der Pflegeberufe steht Qualität symbolhaft für eine »Gute Praxis« beruflichen bzw. professionellen Handelns (vgl. Hensen 2018: 3). Das DNQP, angesiedelt an der Hochschule Osnabrück, arbeitet an der Verbesserung der Pflegequalität auf der Basis von Expertenstandards. Im Folgendem werden zuerst die Ziele der Arbeit des DNQP und anschließend die Instrumente, welche zur Sicherung und Weiterentwicklung der Qualität in der Pflege beitragen sollen, die sogenannten Expertenstandards, vorgestellt.

2.1 DNQP - Stimme der professionellen Pflege

Eine patientenzentrierte Gesundheitsversorgung stellt zum einen die Sicherheit des Patienten_innen in den Mittelpunkt und rückt zum anderen die Verwirklichung einer qualitativen medizinischen und pflegerischen Versorgung in den Fokus. Möglichkeiten, die Qualität professionellen Pflegehandelns zu verbessern, stehen im Zentrum der Arbeiten des 1992 gegründeten Deutschen Netzwerks für Qualitätsentwicklung in der Pflege (vgl. DNQP 2015: 3). Das DNQP hat es sich zur Aufgabe gemacht, Instrumente zur Verbesserung der Pflegequalität zu entwickeln, die sogenannten Expertenstandards. Grundannahme der Arbeit des DNQP ist es, dass die Qualität der professionell erbrachten Pflege von professionell Pflegenden selbst bestimmt und entwickelt werden sollte (vgl. Büscher/Blumenberg 2018: 64). Demzufolge setzt sich das DNQP aus Personen der Pflegepraxis, der Pflegewissenschaft und dem Pflegemanagement zusammen und erarbeitet „[...] evidenzbasierte, monodisziplinäre Instrumente, die den spezifischen Beitrag der Pflege für die gesundheitliche Versorgung von Patienten/Patientinnen bzw. Bewohnern/Bewohnerinnen sowie ihren Angehörigen zu zentralen Qualitätsrisiken aufzeigen und Grundlage für eine kontinuierliche Verbesserung der Pflegequalität in Gesundheits- und Pflegeeinrichtungen bieten" (vgl. DNQP 2015: 5).

2.2 Expertenstandards als Instrument der Qualitätsentwicklung

Expertenstandards befassen sich mit Themen, die für die Pflege von zentraler Bedeutung sind. Sie analysieren fachwissenschaftliche Hintergründe und legen fest, wie Pflegekräfte bei bestimmten Aufgaben und Tätigkeiten vorgehen sollten, um das professionell angestrebte Qualitätsniveau in der Pflege sicherzustellen. Anforderungen fachlichen Handelns sollten fachlich begründet sein. In diesem Sinne dienen sie als Sollstandard zur Beurteilung der täglichen pflegerischen Versorgungsroutinen (vgl. DNQP 2015: 5f). Neben dem qualitätssichernden Aspekt dienen Expertenstandards als Ausgangspunkt spezifische pflegerische Leistungen sichtbar zu machen, aber auch als Instrument Pflege einrichtungsintern zu evaluieren (vgl. Schiemann et al. 2017: 16). Expertenstandards werden in einem mehrstufigen Verfahren entwickelt und modellhaft implementiert das ausführlich in einem regelmäßig aktualisierten Methodenpapier dargelegt ist. Außerdem sollen sie ca. alle 5 Jahre überarbeitet werden, um das wissenschaftlich neu gewonnene Wissen zu berücksichtigen. Die Standards sind so formuliert, dass sie auf einem theoretischen Niveau Grundsätzliches zur Pflege beschreiben, die für alle Bereiche der Pflege Gültigkeit haben. Büscher und Blumenberg gehen davon aus, dass Expertenstandards eine hohe Bedeutung für die Qualität der Pflege haben (vgl. Büscher/Blumenberg 2018: 69).

3. Dekubitus

„Dekubitus sind so alt wie die Menschheit selbst" (vgl. Kottner 2017: 3). Heute gelten die wesentlichen Entstehungsmechanismen und Risikofaktoren als bekannt und Dekubitalgeschwüre als grundsätzlich vermeidbar (vgl. DNQP 2017: 19). Nachfolgend soll der Begriff Dekubitus definiert und die krankhaften Funktionsmechanismen kurz erläutert werden.

Der Expertenstandard „Dekubitusprophylaxe in der Pflege" gliedert sich in sechs Handlungsebenen. Im Folgenden werden die einzelnen Ebenen zusammenfassend erläutern. Die Ausführungen beziehen sich auf den aktuellen Standard aus dem Jahr 2017 (vgl. DNQP 2017: 19).

1. Handlungsebene - Einschätzung

Der Stand der aktuellen wissenschaftlichen Erkenntnisse wird von den Experten_innen als wichtiges Indiz für die erfolgreiche Anwendung von Expertenstandards gewertet. Das Wissen darüber bilde die Basis der pflegerischen Maßnahmen der Dekubitusprophylaxe. Das bezieht sich auf alle an Prophylaxemaßnahmen Beteiligten. Eine aktuelle Zusammenfassung dieses Wissens liegt dem Expertenstandard zugrunde.

Ein weiterer wichtiger Punkt dieser Ebene ist die fachgerechte Einschätzung des individuellen Dekubitusrisiko aller Patienten_innen/Bewohner_innen mittels klinischer Einschätzung durch die Pflegefachkraft. Im Expertenstandard Dekubitusprophylaxe des DNQP findet sich keine Empfehlung für die Anwendung von Risikoskalen mehr.

2. Handlungsebene - Planung und Schnittstellenorganisation

Die Verhinderung eines Dekubitus wird von Autoren_innen des Expertenstandards als interdisziplinäre Aufgabe gesehen. Daher wird im Standard auf die Wichtigkeit einer guten Abstimmung und Zusammenarbeit zwischen den beteiligten Berufsgruppen wie Ärzten_innen, Pflegefachkräften und pflegenden Angehörigen hingewiesen.

Deutlich betont wird das Erfordernis der gemeinsamen Planung von Maßnahmen mit dem Betroffenen und gegebenenfalls Angehörigen, sowie die Bedeutung der Kontinuität der Dekubitusprophylaxe.

3. Handlungsebene - Information, Schulung und Beratung

In der dritten Handlungsebene wird der Fokus auf die Anleitung und Beratung des pflegebedürftigen Menschen und der Pflegeperson gelegt.

Die Bereitstellung von Schulungs- und Informationsmaterial wird der Einrichtung zugeschrieben.

4. Handlungsebene - Förderung der aktiven und passiven Bewegung

4. Expertenstandard „Dekubitusprophylaxe in der Pflege"

Dekubitusgefährdete Menschen sollen sichere, wirksame und effiziente Präventionsmaßnahmen erhalten. Die Vermeidung von Dekubitus muss stets oberste Priorität haben, denn für Betroffene und Angehörige sind Dekubitus in vielerlei Hinsicht eine große Belastung. Ob ein Dekubitus entsteht oder vermieden werden konnte ist das Resultat eines komplexen Wechselspiels zahlreicher Strukturen und Prozesse (vgl. Kottner 2017: 3). Dafür leistet der Expertenstandard „Dekubitusprophylaxe in der Pflege" einen Beitrag. Die Zielsetzung, Aufbau und die Beschreibung der einzelnen Handlungsebenen des Standards werden nachfolgend ausgeführt.

4.1 Entwicklung und Zielsetzung

Der Expertenstandard „Dekubitusprophylaxe in der Pflege" wurde als erster nationaler Expertenstandard des DNQP im Jahr 2000 veröffentlicht. Darauf folgten 2004 eine 2. erweiterte Auflage mit neuer Literaturstudie und 2010 die Veröffentlichung der 1. regelhaften Aktualisierung des Expertenstandards. Inzwischen wurde der Expertenstandard „Dekubitusprophylaxe in der Pflege" zum zweiten Mal an den aktuellen Stand des Wissens angepasst. Im Jahr 2017 erschien die 2. aktualisierte Auflage. Diese letzte Version ist auszugsweise im Anhang zu finden.

Übergreifende Zielsetzung des Expertenstandards ist die Verhinderung eines Dekubitus mit der Begründung, das derzeit verfügbare Wissen um Prophylaxemaßnahmen scheint geeignet zu sein, um einen Dekubitus weitestgehend zu vermeiden (vgl. DNQP 2017: 19).

4.2 Aufbau des Standards und Ausführungen zu den Handlungsebenen

Alle durch das DNQP veröffentlichten Expertenstandards sind nach dem bekannten Struktur-Prozess- und Ergebnisschema nach Avedis Donabedian aufgebaut (siehe Anhang 1).

- Auf der Strukturebene geben sie sachliche und fachliche Rahmenbedingungen vor.
- Auf der Prozessebene beschreiben sie schrittweise, was zum jeweiligen Pflegeproblem zu tun ist.
- Auf der Ergebnisebene wird das zu erzielende Pflegeergebnis definiert.

Durch den Druck, der über die Belastung des Liegens oder Sitzens entsteht, kommt es zur Komprimierung der versorgenden Blutgefäße im betroffenen Gewebe. Aufgrund der folgenden Mangeldurchblutung entsteht eine Sauerstoff- und Nährstoffmangelversorgung, die zu irreversiblen Gewebe-, Haut- und Nervenschädigungen führt (vgl. IGAP 2010: 6). Unter Scherung wird wiederum wird die Verschiebung der verschiedenen Hautschichten gegeneinander verstanden. Sie führt zu einer Torsion der Blutgefäße und verhindert damit die Blutzirkulation. Scherkräfte entstehen vor allem beim Umlagern des immobilisierten Patienten_innen.

Der Anstieg dieser sauren Substanzen im Gewebe löst beim gesunden Menschen einen Reflex aus, der zu einer minimalen Bewegung führt. Aber auch der entstehende Druckschmerz führt in der Regel zu einem Positionswechsel. Der Körper eines Gesunden antwortet dann mit unwillkürlichen Bewegungen, die zur Druckentlastung führen und somit zum Positionswechsel. Bei immobilen kranken oder älteren Personen ist dieser Reflex derartig abgeschwächt, so dass in der Regel kein Positionswechsel stattfindet. Die Signale zur Lageänderung können auch fehlen, wenn bestimmte Medikamente (zum Beispiel Schmerz- oder Betäubungsmedikation) verabreicht wurden, wie zum Beispiel während einer Narkose (vgl. Hornstein 2002: 304).

Bezüglich der Lokalisation der Entstehung eines Dekubitus ist anzumerken, dass sich grundsätzlich an jeder Stelle des Körpers ein Dekubitus entwickeln kann. Jedoch treten Druckgeschwüre nicht an allen Körperregionen gleichmäßig oft auf. Dies ist vor allem mit der Dicke des Unterhautfettgewebes sowie der Kontaktfläche der Körperregion mit der Aufliegefläche zu erklären. Bevorzugt sind Körperstellen gefährdet, an denen die Haut direkt über dem Kochen liegt und eine geringe Abpolsterung durch Fett- und Muskelgewebe vorhanden ist. Jene Stellen, an denen die Haut durch Knochenvorsprünge direkt aufliegt, sind selbst bei gesunden und jungen Menschen gefährdet, wenn sie lange Zeit zu starkem Druck ausgesetzt sind. Dies kann etwa im Rahmen der Narkose bei längeren Operationen der Fall sein. Zudem können auch untypische Körperstellen betroffen sein, wenn diese unter bestimmten Umständen besonders belastet werden (z.B. Beatmungsmasken, Gipse und Verbände). Der Zeitraum vom Einwirken der Risiken bis zum Entstehen eines Dekubitus ist als individuell anzusehen (vgl. DNQP 2017: 20)

3.1 Definition

In der aktuellen gemeinsamen Leitlinie des National Pressure Ulcer Advisory Panel (NPUAP), des European Pressure Ulcer Advisory Panel (EPUAP) wird ein Dekubitus definiert als „[...] eine lokal begrenzte Schädigung der Haut und/oder des darunterliegenden Gewebes, in der Regel über knöchernen Vorsprüngen, infolge von Druck oder von Druck in Verbindung mit Scherkräften. Es gibt eine Reihe weiterer Faktoren, welche tatsächlich oder mutmaßlich mit Dekubitus assoziiert sind; deren Bedeutung ist aber noch zu klären" (EPUAP/NPUAP 2009: 7).

Aus dieser Definition geht zum einen hervor, dass ein Dekubitus nicht zwingend an der Hautoberfläche entsteht, sondern durchaus das tiefer liegende Gewebe betroffen sein kann, noch bevor ein Dekubitus an der Hautoberfläche sichtbar wird, zum anderen weist die Definition auf den kausalen Zusammenhang von Druck bzw. Druck in Kombination mit Scherkräften hin.

Es handelt sich beim Dekubitus also um einen Haut- und Gewebedefekt, der meistens aufgrund des Drucks des eigenen Körpergewichts auf die Unterlage entsteht. Als eine Verletzung bzw. Defekt des Gewebes unterfällt ein Dekubitus der Klassifikation als Wunde, die wiederum als Durchtrennung oder Schädigung der Haut definiert ist, wobei die Verletzung, je nach Schweregrad, zur weiteren Schädigung des gesamten Organismus führen kann (vgl. Schröder 2009: 143-148).

Die Hauptursache für die Entstehung eines Dekubitus ist die eingeschränkte Bewegungsfähigkeit eines Menschen. Dadurch ist es ihm nicht möglich, den Druck, der durch die Belastung des Sitzens oder Liegens innerhalb einer gewissen Zeit entsteht, durch Ausgleichsbewegungen zu verlagern. Betroffen sind insbesondere immobile, kranke zumeist ältere Menschen (vgl. IGAP 2010: 1).

3.2 Pathophysiologischer Hintergrund

Dekubitus ist ein Krankheitsbild, dessen wesentliche Entstehungsmechanismen bekannt sind (vgl. DNQP 2017: 19). Die oben genannte Dekubitusdefinition verdeutlicht die zentrale Rolle von Druck- und/oder Scherkrafteinwirkung als kausalen Faktor für Dekubitusentstehung. Druckschäden treten auf, wenn weiche Gewebe zwischen harten körperinneren (z.B. Knochen) und äußeren Strukturen (z.B. Liegefläche) über eine bestimmte Zeit zusammengedrückt wird.

Die Handlungsebene 4 widmet sich thematisch der Bewegungsförderung. Dabei geht es vorrangig um die Förderung der Eigenbewegung durch unterstützende oder motivierende Maßnahmen. Dabei wird von der Expertengruppe betont, dass die Maßnahmen individuell an den Betroffenen angepasst werden müssen.

5. Handlungsebene - Einsatz von druckentlastenden und –verteilenden Hilfsmitteln

Die Ebene beschäftigt sich mit druckverteilenden Hilfsmitteln, deren Eignung zur Prophylaxe und Kenntnisse über den Einsatz. Die Experten_innen fordern hier ein unverzügliches Handeln sobald Bedarf an druckentlastenden Maßnahmen besteht.

6. Handlungsebene - Evaluation

Die sechste Handlungsebene befasst sich mit systematischer Dokumentation von Daten. Hier wird zum einen die Beurteilung und Dokumentation des Hautzustandes zum anderen die Evaluation aus Organisationsperspektive in den Fokus gerückt.

Zusammenfassend lässt sich somit an dieser Stelle festhalten, dass der Expertenstandard „Dekubitusprophylaxe in der Pflege" sich auf komplexe interaktionsreiche Pflegehandlungen bezieht. Dabei stehen nicht die einzelnen Maßnahmen im Vordergrund, sondern ein Maßnahmenbündel aus Bewertung, Planung, Beratung, Durchführung und Evaluation (vgl. DNQP 2017: 17).

5. Die Dekubitusprophylaxe im Funktionsbereich OP

Menschen mit einem Risiko für eine Dekubitusentstehung sind in allen Einrichtungen des Gesundheitswesens zu finden (vgl. DNQP 2017: 16). Gleiches gilt somit auch für alle Phasen des Krankenhausaufenthaltes eines Patienten_in. In folgendem Kapitel soll aufgezeigt werden, welche speziellen dekubitusbegünstigte Faktoren auf den Patienten_innen im operativen Versorgungsbereich einwirken, ungeachtet der individuellen Konstitution der Betroffenen.

5.1 Grundsätzliche Aspekte für Dekubitusgefährdung im Operationsbereich

Die Patienten_innen im Operationsbereich sind erheblich in ihrer Bewegung eingeschränkt (präoperativ) bzw. durch entsprechende Narkoseverfahren völlig bewegungsunfähig (intraoperativ). Ebenso ist die Mobilität der Patienten_innen während der unmittelbar postoperativen Versorgungsphase im Aufwachraum, durch postoperative Schmerzen und reduzierte Bewusstseinslage vermindert und damit Druckbelastung erhöht.

Der Begriff "perioperativ" umfasst die Zeit vor (präoperativ), während (intraoperativ) und nach der Operation (postoperativ). Daher wird im Folgenden der Begriff „perioperativ" für die Dekubitusproblematik auf diesen Zeitraum festgelegt.

Druckschmerz als Reaktion auf die beginnende Gewebshypoxie löst beim gesunden Menschen eine Lageveränderung zur Entlastung der betroffenen Körperzone aus, wobei dieser Mechanismus unwillkürlich (auch im Schlaf) funktioniert und bereits geringe Bewegungen genügen. Dekubitusgefahr besteht immer dann, wenn Lageveränderungen aus eigener Kraft nicht möglich sind oder Druckschmerz als Warnsignal nicht mehr wahrgenommen wird (vgl. Hornstein 2002: 304). Beides ist während einer Vollnarkose und während einer rückenmarksnahen Regionalanästhesie der Fall. Eine Vollnarkose (Allgemeinanästhesie) führt einen kontrollierten, schlafähnlichen Zustand herbei, bei dem das Bewusstsein und das Schmerzempfinden im ganzen Körper des Patienten_in ausgeschaltet werden (vgl. Koppenberg/Moecke 2014: 436). Die rückenmaksnahe Regionalanästhesie ermöglicht durch eine vorübergehende medikamentös-bedingte Blockade bestimmter Nerven die Ausschaltung des Schmerzempfindens und auch der Bewegungsmöglichkeit in einer Körperregion (vgl. Koppenberg/Moecke 2014: 573).

Die Arbeit konzentriert sich auf die Patientengruppe, welche die beiden beschriebenen Anästhesieformen im Rahmen des operativen Eingriffs erhalten.

Dem Patienten_innen in Narkose fehlen also die Schutzreflexe und Muskeltonus. Gleichzeitig können nicht alle prophylaktischen Maßnahmen wie etwa die Mobilisation eingesetzt werden da dies intraoperativ als kontraindiziert angesehen werden kann. Aus diesem Grund sind auch gesunde Menschen, welche vor der Operation vollständig mobil waren als dekubitusgefährdet anzusehen.

5.2 Operationslagerung: Begriffsbestimmung und Verantwortlichkeit

Für die meisten Operationen muss der sich in Narkose befindender Patient_in eingriffsspezifisch Positioniert werden. Als Operationslagerung wird die zielgerichtete Positionierung des Patienten_innen bezeichnet (vgl. Aschemann 2009: 82). Ziel der präoperativen Positionierung ist zum einen die optimale Übersicht und Zugänglichkeit zum Operationsgebiet, zum anderen die Gewährleistung der Patientensicherheit durch sichere Fixierung (Sturzprophylaxe) und die Vermeidung lagerungsbedingter Schäden. Es müssen zudem das Interesse des Anästhesisten_in, an optimalen und sicheren Zugangswegen zum Patienten_in berücksichtigt werden (vgl. Bund et al. 2005: 329).

Die präoperative Positionierung und sachgemäße intraoperative Lagerung während einer Operation ist eine interdisziplinäre und interprofessionelle Aufgabe, sowie eine gemeinsame Rechtspflicht (vgl. Vereinbarung über die Zusammenarbeit bei der operativen Patientenversorgung des Berufsverbandes Deutscher Anästhesisten und des Berufsverbandes der Deutschen Chirurgen 1982: 9-12). Die OP-Lagerung des Patienten steht unter der gemeinsamen ärztlichen Verantwortung von Operateur_in und Anästhesist_in. In der Regel werden die Lagerungsmaßnahmen am Patienten_in jedoch vom Pflegepersonal durchgeführt.

5.3 Begriffsbestimmung Lagerungsbedingte Schäden

Lagerungsschäden werden in erster Linie durch unsachgemäße Lagerung des Patienten_in bei gleichzeitig erloschenen Schutzreflexen während der Anästhesie verursacht. Das Spektrum von Komplikationen einer fehlerhaften Lagerung im Operationssaal reicht von harmlosen oberflächlichen Schürfungen bis zu schweren, evtl. sogar bleibenden Behinderungen des Patienten_in (vgl. Bund et al. 2005: 331). Risikostrukturen für Lagerungsschäden sind Haut und oberflächliche Weichteile, Gelenke und Bandapparat sowie peripheren Nerven, Gefäße und das Auge. Zu den häufigsten Risiken gehören insbesondere Druckschäden an Weichteilen, Nervenläsionen und Kompartmentsyndrome[2]. Die während der Operation gesetzten Schäden treten in der postoperativen Phase auf, wenn der Patient_in nicht mehr in Narkose ist. Für den betroffenen Patienten_in kann ein Lagerungsschaden mit erheblicher Minderung der Lebensqualität einhergehen (vgl. Bund et al. 2005: 332).

---

[2] neuromuskulärer Schaden als Folge einer Druckerhöhung in einer von Faszie umschlossenen Loge (vgl. Koppenberg/Moecke 2014: 352).

In dieser Arbeit werde ich ausschließlich auf die aus der Lagerung resultierenden Druckschäden eingehen.

5.4 Spezifische therapiebedingte Risikofaktoren für die Entstehung eines Dekubitus im operativen Funktionsbereich

Wie einleitend beschrieben, stellen Patienten_innen im OP eine besondere Gruppe der dekubitusgefährdeten Personen dar. Bestimmte therapiebedingte Risikofaktoren wirken extrinsisch auf die Patienten_innen ein zusätzlich bzw. unabhängig von personenbezogenen individuellen Faktoren. Im nachfolgenden Text sollen diese Faktoren im Einzelnen geschildert und mit den Erkenntnissen und Empfehlungen des Expertenstandards „Dekubitusprophylaxe in der Pflege" in Beziehung gesetzt werden. Die Auseinandersetzung mit den Inhalten des Expertenstandards in Bezug auf spezifische therapiebedingten Risikofaktoren für Dekubitusentstehung im OP-Bereich soll als Orientierung für die Umsetzungsmöglichkeit des Expertenstandards im OP dienen.

5.4.1 Zeitfaktor bei Druckbelastung

Gemäß Expertenstandard hängt der schädigende Effekt der Druckeinwirkung sowohl von der Zeitdauer als auch der Stärke ab (vgl. DNQP 2017: 20). Demnach erhöht sich die Wahrscheinlichkeit eines Druckgeschwürs mit der Dauer der Operation. Unter Berücksichtigung der gesamten Liegezeit des Patienten_in auf dem OP-Tisch (Einschleusung bis Ausschleusung des Patienten_in in/aus dem OP-Bereich), ist bei einem Großteil der Operationen von einem Zeitraum von ca. 2 Stunden auszugehen. Bei größeren chirurgischen Eingriffen kann eine längere Liegezeit erwartet werden. Hier erscheinen die zeitlichen Erfordernisse des chirurgischen Eingriffs gegenüber der Empfehlung des Expertenstandards zur zeitliche Limitierung der Druckbelastung das priorisierte Ziel zu sein (vgl. DNQP 2017: 38).

Sobald der Zustand des Patienten_in keine Eigenbeweglichkeit zulässt, gilt der Betroffene generell als dekubitusgefährdet und muss druckentlastende Maßnahmen zur Dekubitusprophylaxe erhalten (vgl. DNQP 2017: 44). Daraus erschließt sich, dass während der interoperativen Phase die Haut jedes Patienten_in druckgefährdet ist. Somit ergibt sich ein hoher Stellenwert für den Hilfsmitteleinsatz bei der pflegerischen Intervention zur Dekubitusprophylaxe im OP-Bereich.

Druckverteilende Hilfsmittel können die Belastung reduzieren, die auf ein bestimmtes Körperareal einwirkt. Druckverteilung kann durch Vergrößerung der Auflagefläche durch Weichlagerungssysteme erreicht werden (vgl. DNQP 2017: 44). Neuere OP-Tische verfügen über Auflagen aus viskoelastischem Material, welches sich durch die Körperwärme der Körperkontur anpassen und seine Druckaufnahmeeigenschaften steigern soll.

Ob eine Person einen Dekubitus entwickelt hängt nach Meinung der Experten_innen neben dem Zeitfaktor und der Druckbelastung auch vom Vorliegen weiterer Faktoren und Begleiterkrankungen ab (vgl. DNQP 2017: 20).

Zusammenfassend lässt sich sagen, dass besonders bei zeitintensiven Operationen und dadurch bedingten langen Immobilisationsphasen auf dem Operationstisch und /oder bei schlecht konstituierten Patienten_innen, es zu Druckschäden der Haut und darunterliegender Gewebe kommen kann.

5.4.2 Reibungs – und Scherkräfte

Neben dem einwirkenden Druck kommen im Rahmen von Operationen auch Scherkräfte zum Tragen. Es wird angenommen, dass Scherkrafteinwirkung ein kausaler Faktor für Dekubitusentstehung ist (vgl. DNQP 2017: 20). Für die Operation muss der anästhesierte Patient_in, je nach Erfordernissen des chirurgischen Eingriffs, positioniert werden. Die dazu notwendigen Lagerungen bzw. Transfer des Betroffenen erfolgt durch das Pflegepersonal, ohne Möglichkeit eines Feed-backs des Patienten_in. Die stellvertretende Übernahme der Bewegung durch die Pflegenden setzt ein besonders hohes Maß an Verantwortung. Auch die Expertenarbeitsgruppe betont die Wichtigkeit einer druck- und scherkraftarmer Vorgehensweise bei Wechselpositionierung (vgl. DNQP 2017: 39). Dafür sind Schulungen der Mitarbeiter über Transfertechniken und –methoden erforderlich. Das Anbieten und Ermöglichen von Schulungsangeboten wird von den Experten_innen der Einrichtung zugeschrieben.

Einige Eingriffe verlangen intraoperative Lageveränderungen. Dies geschieht üblicherweise per Fernsteuerung des OP-Tisches. So wird beispielweise in der laparoskopischen[3] Chirurgie die Schwerkraft zur Verdrängung von Weichteilgewebe genutzt. Hierbei entstehen teils extreme Lagerungswinkel. Dabei treten Scherkräfte durch Verlagerung des Körperschwerpunktes in der Vertikalachse auf. Der Expertenstandard weist darauf hin, Hilfsmittel zu verwenden welche eine breite Auflagefläche bieten um zu hohe punktuelle Druckeinwirkungen zu vermeiden und gleichzeitig eine effektive Freilagerung der gefährdeten Stellen gewährleisten (vgl. DNQP 2017: 39). Des Weiteren for-

---

[3] Chirurgische Methode, bei der über kleine Hautschnitte, mit Hilfe spezieller Technik operiert wird (vgl. Koppenberg/Moecke 2014: 366).

dert der Expertenstandard eine engmaschige Beobachtung des Hautzustands der aufliegenden Körperpartien (vgl. DNQP 2017: 40). Dieser Forderung nachzukommen erscheint in einem operativen Funktionsbereich erschwert zu sein. Während einer Operation muss der Patienten_in mit sterilen Operationstextilien, welche der Keimbarriere dienen sollen, abgedeckt werden. Aus diesem Grund fehlt die Zugangsmöglichkeit zum Patienten_in. Das gezielte Aufheben von Gewebeverschiebungen ist ebenfalls aus dem zuvor erwähnten Grund nicht praktikabel. Auch die Möglichkeit einer visuellen Begutachtung der durch die Lageveränderung entstandenen Körperposition des Patienten_in, ist erheblich erschwert bzw. nicht möglich. Während der Aufwachphase ist eine Einschätzung des Hautzustandes für den Patienten_in kaum zumutbar, sodass erst der Zeitpunkt des Umlagerns vom OP-Tisch in das Bett die sinnvollste Möglichkeit zur Hautbegutachtung im operativen Bereich darstellt und keine zusätzliche Schmerzbelastung für den Patienten_in bedeutet.

Die Expertenarbeitsgruppe macht deutlich, dass Körperstellen, die aufgrund medizinischer Hilfsmittel wie (Sonden, Katheter, usw.) erhöhten Druckkräften ausgesetzt sind, bei der Hautinspektion zu berücksichtigen sind (vgl. DNQP 2017: 48). Dies Empfehlung ist perioperativ von großer Bedeutung da im Rahmen einer Operation besonders viele der genannten medizinischen Hilfsmittel zum Einsatz kommen.

Zusammenfassend kann festgestellt werden, dass Patienten_innen im operativen Funktionsbereich starkem Risiko von Scherkrafteinwirkung ausgesetzt sind bei gleichzeitig erschwerten Kontrollen dieser Kräfte.

5.4.3 Feuchtigkeit

Feuchtigkeit führt zum Aufquellen der oberen Hautschicht und versetzt sie damit in einen leicht verletzbaren Zustand. Aus Sicht der Expertengruppe ist ein beeinträchtigter Hautzustand kein kausaler Faktor für die Entstehung eines Dekubitus, vielmehr ist dadurch die Gewebetoleranz gegenüber schädlichen Effekten der mechanischen Belastung erhöht (vgl. DNQP 2017: 20).

Bei allen Operationen ist eine großzügige Desinfektion des OP-Gebietes – meist mit alkoholischen Lösungen – zwingend erforderlich.

Trotz aller Vorsicht und der Verwendung von saugfähigen Unterlagen ist es nicht immer vermeidbar, dass Desinfektionsmittelreste unter den Patienten_in laufen. Potenziert wird dieses Risiko durch den intraoperativen Anfall großer Flüssigkeitsmengen (Blut, Sekret, Spülungen). Die kleinsten Ungenauigkeiten bei Applikation der Sterilabdeckungen kann die Flüssigkeitsbarriere zwischen OP- Gebiet und Liegefläche unterbrechen. Manipulationen während der Operation können ebenfalls eine Ablösung bewirken.

5.4.4 Hypothermie

Alle chirurgischen Patienten_innen haben sowohl in Allgemein- als auch in Regionalanästhesie das Risiko eine perioperative Hypothermie zu erleiden (vgl. Höcker 2014: 15). Gemäß Definition wird das Unterschreiten der Körpertemperatur unter 36 Grad Celsius als Hypothermie angesehen (vgl. Torossian 2014: 7). Der zentrale Regler der Thermoregulation ist der Hypothalamus[4] mit einem Sollwert bei durchschnittlich 37 °C. Anästhesiologische Arzneimittel haben direkten Einfluss auf die Thermoregulation. Durch das Einleiten der Narkose kommt es zu einer Erweiterung der Blutgefäße. Der thermoregulatorische Grenzwert im Hypothalamus sinkt unter die momentane Körperkerntemperatur. Dieser initiale Temperaturverlust lässt sich nicht verhindern und kann bis zu 1°C betragen. Eine perioperative Hypothermie kann gravierende Komplikationen zur Folge haben. Sie reichen von negativen Auswirkungen auf das Herz – Kreislaufsystem, die Gerinnung und das Immunsystem, über eine verkürzte Wirkungsdauer von Medikamenten, ein verändertes Aufwachverhalten, bis hin zu Wundheilungsstörungen (vgl. Horn 2014: 21-25).

Wird der thermoregulatorische Grenzwert im Hypothalamus wiederhergestellt, erfolgt die Engstellung der Gefäße – mit ihren negativen Folgen für das periphere Gewebe – um das Temperaturgleichgewicht zwischen Körperkern und Peripherie wiederherzustellen.

Aus der Sicht der Autoren_innen des Expertenstandards beeinflussen Durchblutungsstörungen, ob peripher oder zentral, nicht direkt die Einwirkung von Druck-und Scherkräften, sondern schwächen die Gewebetoleranz gegenüber schädlichen Effekten der mechanischen Belastung (vgl. DNQP 2017: 20).

Die von der Arbeitsgemeinschaft der wissenschaftlichen medizinischen Fachgesellschaften (AWMF) im Jahr 2014 veröffentliche Leitlinie zur Vermeidung von perioperativer Hypothermie beschreibt konkret wirksame Maßnahmen in der prä- intra- und postoperativen Phase.

---

[4] Unterhalb des Zwischenhirns (Thalamus) gelegener Teil des Gehirns (vgl. Pschyrembel 2017: 840)

6. Fazit

In dieser Arbeit wurden spezifische Risikofaktoren für Dekubitusentstehung im OP-Bereich erörtert und mit Erkenntnissen und Empfehlungen des Expertenstandards „Dekubitusprophylaxe in der Pflege" in Beziehung gesetzt.

Zusammenfassend kann zunächst festgestellt werden, dass die Zielsetzung der Arbeit – die Untersuchung der Umsetzungsmöglichkeiten des Expertenstandards zur Dekubitusprophylaxe im operativen Funktionsbereich – erreicht werden konnte.

Die Darstellung der dekubitusbegünstigenden Faktoren im perioperativen Kontext zeigt die überwiegende Übereinstimmung der grundsätzlichen Forderungen bzw. Ergebniskriterien des Expertenstandards. Differenzen ergeben sich in dem weitgehenden Ausschluss einer aktiven Beteiligung der Patienten_innen und Angehörigen bei Prophylaxemaßnahmen in der perioperativen Behandlungsphase. Der Expertenstandard zielt darauf ab, die Ressourcen der meist funktionseingeschränkten Menschen zu stärken und eigenständiges Handeln zu fördern. Unter perioperativen Bedienungen fokussieren sich die Maßnahmen zur Dekubitusprophylaxe allerdings nur auf die Reduktion von Druck- und Scherkräften sowie die Verhinderung der Gewebedurchfeuchtung und Unterkühlung.

Da der DNQP von einem sektorübergreifenden Verständnis der Pflegequalität ausgeht, bedarf die Arbeit mit Expertenstandards immer einer einrichtungs- und zielgruppenspezifischen Konkretisierung, denn die eher allgemein und abstrakt formulierten Kriterien keine konkreten Umsetzungsvorgaben machen. Zweifelsohne dient der Expertenstandard der Orientierung hinsichtlich der verfügbaren Evidenz, dennoch kann geschlussfolgert werden, dass die Auseinandersetzung mit den Inhalten des Expertenstandards, die Konkretisierung der Prophylaxemaßnahmen und die Umsetzung neuer Vorgehensweisen in den entsprechenden Fachbereichen, eine anspruchsvolle, kosten- und personalintensive Aufgabe darstellt. Auch wenn diese Darlegung nur zeigt, was unter Kosteneinsparungszwang Notwendiges nicht getan wird, aber getan werden müsste, so ist doch die Ökonomisierung des Gesundheitswesens als wichtigster Faktor zu benennen, welcher die Entwicklungsspielräume untergräbt.

Ein weiterer, nach Ansicht des Autors wichtiger Faktor ist, dass Pflegende sich vergegenwärtigen sollten, dass die Halbwertszeit unseres Wissens immer kürzer wird, sodass man sich auf aktualisierbare Empfehlungen und damit kontinuierliches Anpassen des Wissens und Tuns einlassen muss, um die Bedingungen für pflegebedürftige Menschen zu verbessern. Es ist dringen an der Zeit!

Literaturverzeichnis

Aktionsbündnis Patientensicherheit (2018): Vorwort des Aktionsbündnisses Patientensicherheit e.V. (APS). In: Aktionsbündnis Patientensicherheit (Hrsg.): Schrappe, M. (2018): APS-Weißbuch Patientensicherheit, Sicherheit in der Gesundheitsversorgung: neu denken, gezielt verbessern. Berlin: Medizinisch Wissenschaftliche Verlagsgesellschaft.

Aschemann, D. (Hrsg.) (2009): OP-Lagerungen für Fachpersonal. Heidelberg: Springer.

Berufsverband Deutscher Anästhesisten und Berufsverband Deutscher Chirurgen (1982): Vereinbarung über die Zusammenarbeit bei der operativen Patientenversorgung. Hamburg/Hannover/Nürnberg.

Bund, M./ Heine, J./ Jaeger, K. (2005): Lagerungsschäden aus der Sicht des Anästhesisten. In: Anästhesiol Intensivmed Notfallmed Schmerzther, 2005,40, 329-339. Stuttgart: Thieme.

Büscher, A./ Blumenberg, P. (2018): Expertenstandards als Instrument der Qualitätsentwicklung. In: Jacobs, K./ Kuhlmey, A./ Greß, A./ Klauber, J./ Schwinger, A. (Hrsg.): Pflege-Report 2018 Qualität in der Pflege. Berlin: Springer.

DNQP (Hrsg.) (2017): Expertenstandard Dekubitusprophylaxe in der Pflege. 2. Aktualisierung 2017 einschließlich Kommentierung und Literaturstudie. Osnabrück: DNQP.

DNQP (Hrsg.) (2015): Methodisches Vorgehen zur Entwicklung, Einführung und Aktualisierung von Expertenstandards in der Pflege und zur Entwicklung von Indikatoren zur Pflegequalität auf Basis von Expertenstandards. Osnabrück: DNQP.

Elsbernd, A. (2017): Entwicklung von Qualitätsindikatoren in der Pflege auf der Basis von Praxisstandards. In: Schiemann, D./ Moers, M./ Büscher, A. (Hrsg.) (2017): Qualitätsentwicklung in der Pflege. Konzepte, Methoden und Instrumente. 2., aktualisierte Auflage. Stuttgart: Kohlhammer.

EPUAP/NPUAP (Hrsg.) (2009): Leitlinie Dekubitus Prävention: eine Kurzanleitung. Washington DC: NPUAP.

Hensen, P. (2018): Qualität und Qualitätsmessung in der Pflege. Theoretische Grundlagen und methodische Zugänge. In: Jacobs, K./ Kuhlmey, A./ Greß, A./ Klauber, J./ Schwinger, A. (Hrsg.): Pflege-Report 2018 Qualität in der Pflege. Berlin: Springer

Horn, E.P. (2014): S3 Leitlinie Vermeidung von perioperativer Hypothermie 2014. Version 8 von 30.04.2014. Interdisziplinäre Leitlinie der Deutschen Gesellschaft für Anästhesiologie und Intensivmedizin, der Deutschen Gesellschaft für Chirurgie, der Deutschen Gesellschaft für Kinderchirurgie, der Österreichischen Gesellschaft für Anästhesie, Reanimation und Intensivmedizin und der Deutschen Gesellschaft für Fachkrankenpflege und Funktionsdienste (Hrsg.).
https://www.awmf.org/uploads/tx_szleitlinien/001-018l_S3_Vermeidung_perioperativer_Hypothermie_2014-05.pdf (Zugriffsdatum: 05.12.2018)

Hornstein, O. (2002): Hautkrankheiten und Hautpflege im Alter. Stuttgart: Wissenschaftliche Verlagsgesellschaft.

Höcker, J. (2014): S3 Leitlinie Vermeidung von perioperativer Hypothermie 2014. Version 8 von 30.04.2014. Interdisziplinäre Leitlinie der Deutschen Gesellschaft für Anästhesiologie und Intensivmedizin, der Deutschen Gesellschaft für Chirurgie, der Deutschen Gesellschaft für Kinderchirurgie, der Österreichischen Gesellschaft für Anästhesie, Reanimation und Intensivmedizin und der Deutschen Gesellschaft für Fachkrankenpflege und Funktionsdienste (Hrsg.).
https://www.awmf.org/uploads/tx_szleitlinien/001-018l_S3_Vermeidung_perioperativer_Hypothermie_2014-05.pdf (Zugriffsdatum: 05.12.2018)

IGAP (Hrsg.) (2010): Dekubitus. Ein drückendes Problem. 12. Auflage. Bremervörde: IGAP.

Koppenberg, J./Moecke, H. (Hrsg.) (2014): Pschyrembel Anästhesiologie. Ains: Anästhesiologie, Intensivmedizin, Notfallmedizin und Schmerztherapie. Berlin/Boston: De Gruyter.

Kottner, J. (2017): Vorwort zum aktualisierten Expertenstandard: In. DNQP (Hrsg.) (2017): Expertenstandard Dekubitusprophylaxe in der Pflege. 2. Aktualisierung 2017 einschließlich Kommentierung und Literaturstudie. Osnabrück: DNQP.

Pschyrembel. Klinisches Wörterbuch (2017): 267. Auflage. Berlin/Boston: De Gruyter

Schröder, G. (2009): Besonderheiten chronischer Wunden. In: Panfil, E./ Schröder, G. (Hrsg.) (2009): Pflege von Menschen mit chronischen Wunden. Lehrbuch für Pflegende und Wundexperten. Bern: Huber.

Torossian, A. (2014): S3 Leitlinie Vermeidung von perioperativer Hypothermie 2014. Version 8 von 30.04.2014. Interdisziplinäre Leitlinie der Deutschen Gesellschaft für Anästhesiologie und Intensivmedizin, der Deutschen Gesellschaft für Chirurgie, der Deutschen Gesellschaft für Kinderchirurgie, der Österreichischen Gesellschaft für Anästhesie, Reanimation und Intensivmedizin und der Deutschen Gesellschaft für Fachkrankenpflege und Funktionsdienste (Hrsg.). https://www.awmf.org/uploads/tx_szleitlinien/001-018l_S3_Vermeidung_perioperativer_Hypothermie_2014-05.pdf (Zugriffsdatum: 05.12.2018)

Anhang

Deutsches Netzwerk für Qualitätsentwicklung in der Pflege

Stand: April 2017

2.3 Expertenstandard Dekubitusprophylaxe in der Pflege, 2. Aktualisierung 2017

Zielsetzung: Jeder dekubitusgefährdete Patient/Bewohner erhält eine Prophylaxe, die die Entstehung eines Dekubitus verhindert.

Begründung: Ein Dekubitus gehört zu den gravierenden Gesundheitsproblemen pflegebedürftiger Patienten/Bewohner. Das vorhandene Wissen zeigt, dass das Auftreten eines Dekubitus weitgehend verhindert werden kann. Ausnahmen können in pflegerisch oder medizinisch notwendigen Prioritätensetzungen, im Gesundheitszustand oder in der selbstbestimmten, informierten Entscheidung des Patienten/Bewohners begründet sein. Von herausragender Bedeutung für eine erfolgreiche Prophylaxe ist, dass das Pflegefachpersonal die systematische Risikoeinschätzung, Information, Schulung und Beratung von Patient/Bewohner und gegebenenfalls seinen Angehörigen, Bewegungsförderung, Druckentlastung und -verteilung sowie die Kontinuität und Evaluation prophylaktischer Maßnahmen gewährleistet.

Strukturkriterien	Prozesskriterien	Ergebniskriterien
S1 Die Pflegefachkraft verfügt über aktuelles Wissen zur Dekubitusentstehung sowie über die Kompetenz, das Dekubitusrisiko einzuschätzen.	**P1** Die Pflegefachkraft schätzt unmittelbar zu Beginn des pflegerischen Auftrags systematisch das Dekubitusrisiko aller Patienten/Bewohner ein. Diese Einschätzung beinhaltet ein initiales Screening sowie eine differenzierte Beurteilung des Dekubitusrisikos, wenn eine Gefährdung im Screening nicht ausgeschlossen werden kann. Die Pflegefachkraft wiederholt die Einschätzung in individuell festzulegenden Abständen sowie unverzüglich bei Veränderungen der Mobilität oder externer Einflussfaktoren, die zu einer erhöhten und/oder verlängerten Einwirkung von Druck und/oder Scherkräften führen können.	**E1** Eine aktuelle, systematische Einschätzung des individuellen Dekubitusrisikos liegt vor.
S2a Die Pflegefachkraft verfügt über die Planungs- und Steuerungskompetenz zur Dekubitusprophylaxe. **S2b** Die Einrichtung verfügt über eine Verfahrensregelung zur Dekubitusprophylaxe.	**P2** Die Pflegefachkraft plant individuell mit den dekubitusgefährdeten Patienten/Bewohner und gegebenenfalls seinen Angehörigen Maßnahmen zur Dekubitusprophylaxe und informiert die an der Versorgung Beteiligten über das Dekubitusrisiko und die Notwendigkeit der kontinuierlichen Fortführung von Interventionen.	**E2** Die Dekubitusgefährdung und die notwendigen Maßnahmen sind allen an der Versorgung des Patienten/Bewohners Beteiligten bekannt und werden kontinuierlich fortgeführt.
S3a Die Pflegefachkraft verfügt über Fähigkeiten zur Information, Schulung und Beratung des Patienten/Bewohners und gegebenenfalls seiner Angehörigen zur Förderung der Bewegung des Patienten/Bewohners, zur Hautbeobachtung, zu druckentlastenden Maßnahmen und zum Umgang mit druckverteilenden und -entlastenden Hilfsmitteln. **S3b** Die Einrichtung stellt das erforderliche Informations- und Schulungsmaterial zur Verfügung.	**P3** Die Pflegefachkraft erläutert dem Patienten/Bewohner und gegebenenfalls seinen Angehörigen die Dekubitusgefährdung und die Durchführung von prophylaktischen Maßnahmen und deren Evaluation.	**E3** Der Patient/Bewohner und gegebenenfalls seine Angehörigen kennen die Dekubitusgefahr sowie die geplanten Maßnahmen und wirken auf der Basis ihrer Möglichkeiten an deren Umsetzung mit.
S4 Die Pflegefachkraft verfügt über Wissen zu druckentlastenden und die Eigenbewegung fördernden Maßnahmen und beherrscht hautschonende Bewegungs-, Positionierungs- und Transfertechniken.	**P4** Die Pflegefachkraft fördert soweit wie möglich die Eigenbewegung des Patienten/Bewohners. Sind Eigenbewegungen nicht oder nicht ausreichend möglich, gewährleistet die Pflegefachkraft auf Basis einer individuellen Bewegungsförderungsplanung sofortige Druckentlastung durch die haut- und gewebeschonende Bewegung des Patienten/Bewohners bzw. die vollständige Druckentlastung (Freilage) gefährdeter Körperstellen.	**E4** Der Patient/Bewohner ist gefördert und gefährdete Körperstellen sind entlastet.
S5a Die Pflegefachkraft verfügt über die Kompetenz, die Notwendigkeit und die Eignung druckverteilender und -entlastender Hilfsmittel zu beurteilen und diese zielgerichtet einzusetzen. **S5b** Die Einrichtung stellt sicher, dass den Risiko des Patienten/Bewohners entsprechende Wechseldruck- und Weichlagerungssysteme unverzüglich zugänglich sind.	**P5** Die Pflegefachkraft wendet zusätzlich zu druckentlastenden Maßnahmen geeignete druckverteilende und -entlastende Hilfsmittel an, wenn der Zustand des Patienten/Bewohners eine ausreichende Bewegungsförderung nicht zulässt.	**E5** Der Patient/Bewohner befindet sich unverzüglich auf einem für ihn geeigneten druckverteilenden und -entlastenden Hilfsmittel.
S6a Die Pflegefachkraft verfügt über die Kompetenz, die Effektivität der prophylaktischen Maßnahmen zu beurteilen. **S6b** Die Einrichtung stellt Ressourcen zur Erfassung von Dekubitus sowie zur Bewertung der Dekubitusprophylaxe zur Verfügung.	**P6** Die Pflegefachkraft begutachtet den Hautzustand des gefährdeten Patienten/Bewohners in individuell zu bestimmenden Zeitabständen.	**E6a** Der Patient/Bewohner hat keinen Dekubitus. **E6b** In der Einrichtung liegen Zahlen zur Dekubitushäufigkeit sowie zur Wirksamkeit der Dekubitusprophylaxe vor.

© Deutsches Netzwerk für Qualitätsentwicklung in der Pflege (DNQP)

BEI GRIN MACHT SICH IHR WISSEN BEZAHLT

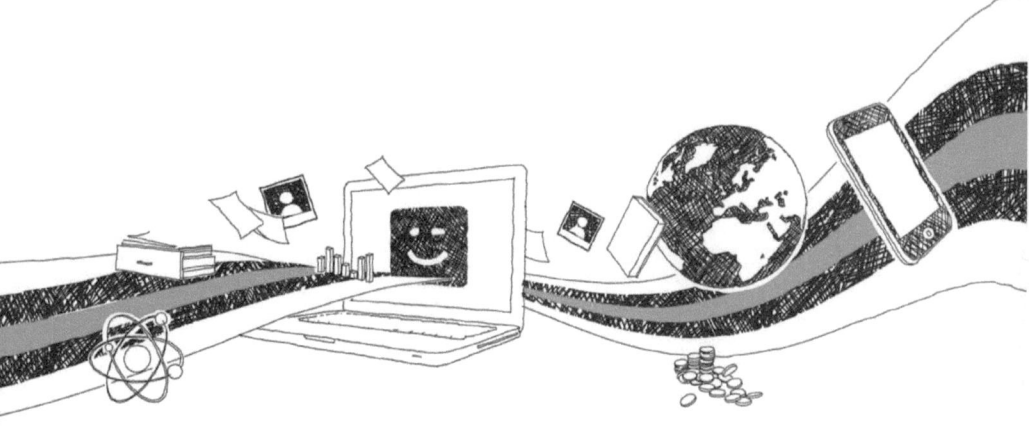

- Wir veröffentlichen Ihre Hausarbeit, Bachelor- und Masterarbeit

- Ihr eigenes eBook und Buch - weltweit in allen wichtigen Shops

- Verdienen Sie an jedem Verkauf

Jetzt bei www.GRIN.com hochladen und kostenlos publizieren

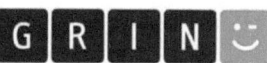